Living with a Black Dog
擁抱黑狗

如何照顧憂鬱症患者
同時不忘呵護自己

暢銷
紀念版

馬 修‧約翰史東 Matthew Johnstone

安絲莉‧約翰史東 Ainsley Johnstone

著&圖

祁怡瑋 譯

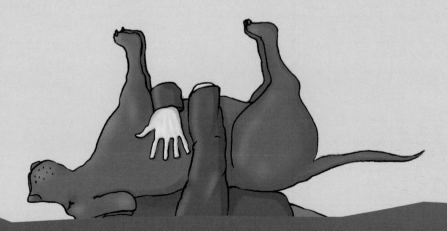

獻給「人類最好的朋友」──照顧者

謝謝你們！

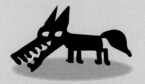

照顧者說

當馬修第一次說出「我有憂鬱症」時，我真的不知道那是什麼意思。我們彼此相愛，未來一片光明，不管是什麼，我只覺得我們可以一起面對。

我從來不曾面臨過憂鬱症的問題，也絲毫不知道那將為我帶來什麼影響。

就許多方面來說，這正是我們決定創作本書的原因。

如同其他任何疾病，活在黑狗陰影之下的照顧者，必須扛起負荷、收拾殘局、殫精竭慮，往往不知道能向誰求助、該如何是好，時時感覺如臨深淵、如履薄冰，而這可能很累人、很挫折、也很令人心煩意亂。

然而，照顧者的角色占有舉足輕重的地位，足以對心愛人的康復產生無比作用。他們不只能提供精神支柱，還能在醫生看不到的範圍觀察患者的療癒過程。他們對患者本人、乃至於患者的處境和狀況，也有較深的認識。

我在為本書做研究時，和一些走過相同歷程的人談過話，這讓我了解到與他人分享經驗的重要。知道自己並不孤單，感覺真是太安慰了！

康復的關鍵在於患者和照顧者雙方的接納程度和處理方式，而這是馬修和我透過誠懇的溝通、不懈的努力、同理心和盡可能發揮幽默感，才達致的成果。

這著實考驗了我倆能否如同人們在立下婚約時說的那般「同甘共苦，不離不棄」，但同時也開啓了我倆所有的溝通管道，並讓我倆建立起更深刻、更有意義的關係。

我們希望這本小書能讓你認識心愛的人心中那隻黑狗，並且帶領你們走上康復之路。憂鬱症是可以治療的疾病，而非無期徒刑。事情總會過去的。

安絲莉・約翰史東（Ainsley Johnstone）

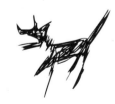

被照顧者說

　　二〇〇五年初次將《擁抱黑狗》的稿子交給出版商時，我斷然強調我不想成為憂鬱症的代言人。憂鬱症只是我的一部分，而不是全部。當時我對他們說的那些自我防衛的話，其實是我處理內心恐懼的方式——將一件相當私密的事情放到公領域來展示，總是令人不安的。我也擔心一旦你越是和某件事牽連在一起，人們便越會以這件事來界定你。

　　創作《擁抱黑狗》在許多方面都釋放了我。以治療而言，這是我做過最棒的事，不僅讓我開誠佈公地面對我是誰、經歷過什麼、從經驗中學到什麼、最終真正想從人生得到什麼，也持續不斷地提醒我必須身體力行，管理好自己的生活，把黑狗牢牢關在籠子裡。擁抱我們真實的樣子，是解開束縛其中一個最好的辦法。

　　創作《擁抱黑狗》所帶來的其中一個副產品，就是過去幾年來我發表了許多關於走出憂鬱的演講，對象包括社區團體、偏遠地方和大規模的公司組織。這讓我上了寶貴的一課，學習到藉由幫助他人來療癒自己。

　　無論我發表演講時處於何種文化中，現場的氛圍似乎總能反映社會大眾看待憂鬱症或精神疾病的態度。人們走進房間，先是有點尷尬、一片靜默，眼睛盯著地板、屁股在椅子上不安地挪來挪去。然而，演講過後，情況明顯逆轉。大家彷彿獲得解脫，紛紛放鬆情緒的煞車，開始「真正的」交談——往往是第一次這樣談。

　　每個人的人生經驗各不相同，但談到憂鬱症時，黑狗之歌的歌詞似乎總是如出一轍。而在相同的處

境中，我們或有不同之處，但最終我們要的都一樣：愛、和他人的連結、一份了解和情緒的和諧。

我常被問到一個問題：「你對照顧者有什麼建議？」

我通常會回答：「你得問我太太。」

「嗯……」他們又問：「那她什麼時候要寫書？」

事實上，我們討論過，但卻不曾付諸實行，直到泛・麥克米倫出版社（Pan Macmillan）找上我們。一開始我很猶豫，因為我不認為還能以發生在我身上的事為主題再寫一本書。然而，一天夜裡，安絲莉和我坐下來，不出幾小時，我們已經寫滿好多張紙的想法和塗鴉。《擁抱黑狗》誕生了。

接著，安絲莉走出去訪問了許多人，他們的伴侶、手足、父母或孩子也有黑狗相伴。他們的故事證實了許多我們既有的想法，也給予我們一些相當不錯的見解。整體而言，過程中不時會有我剛剛提到的轉捩點，他們大多會說以前從來不曾這樣談過。

我們多數人都過著忙得不可開交的生活，很難得會「真正地」去交談、去傾聽、去內省。我們多多少少有點像那些水生昆蟲，總是輕輕地掠過水面，卻很少深入水中世界。並不是說我們應該時時談論「深刻而有意義」的話題，但如果偶爾坦白掏心、分享腦海裡的想法，未嘗不能豐富人生、安定人心、帶來力量。

雖然本書是安絲莉和我聯手完成的，我卻想把我的部分歸功於她，以及所有陪在心愛的人身邊的黑狗照顧者。和一個憂鬱的人相處並不容易，但安絲莉和我一而再、再而三地向彼此證明：情況可以被掌控，壞事也能得出好結果。我們真心希望這本小書能幫助我們證明！

汪汪！

馬修・約翰史東

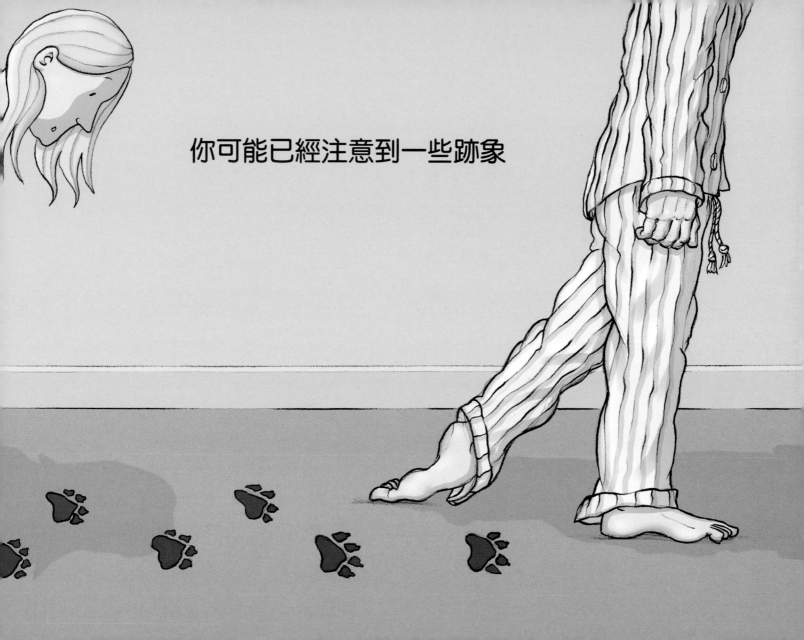

你可能注意到他們眼中失去了光采。

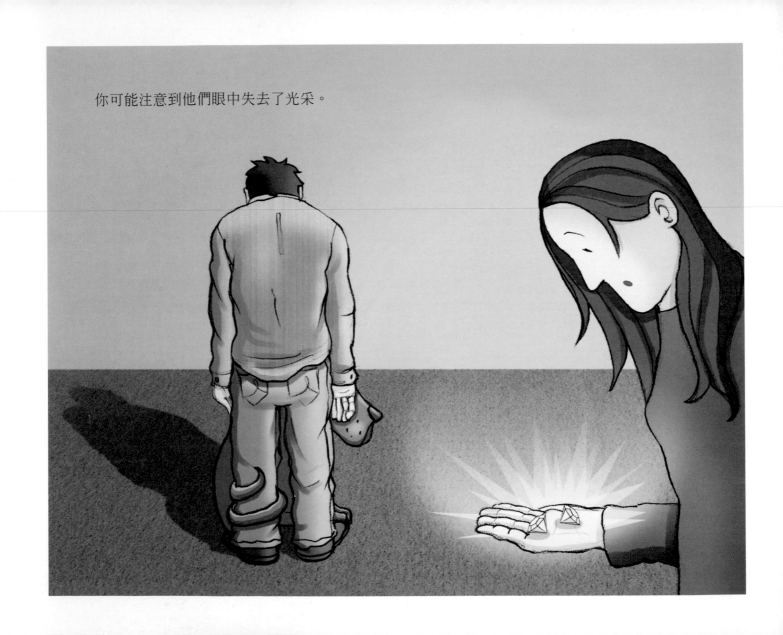

他們可能顯得疲憊不堪，睡再多覺也沒用。

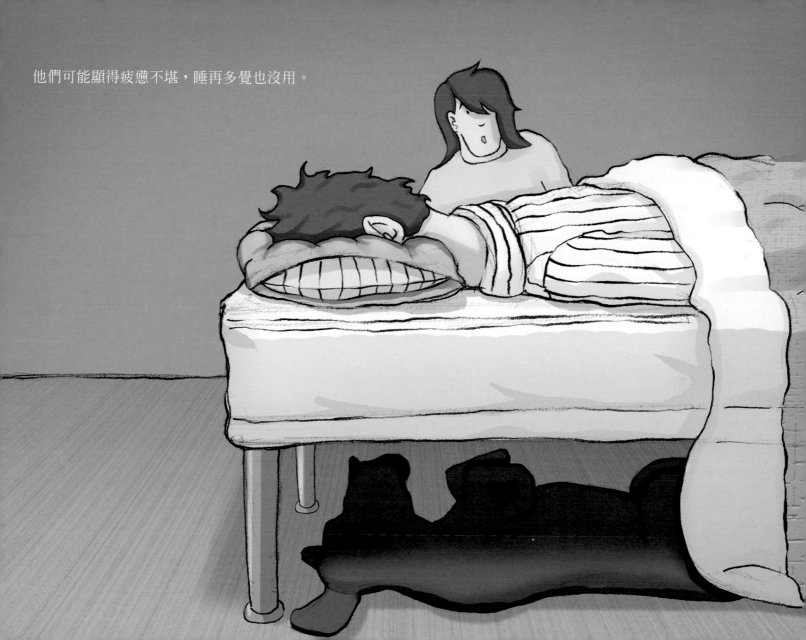

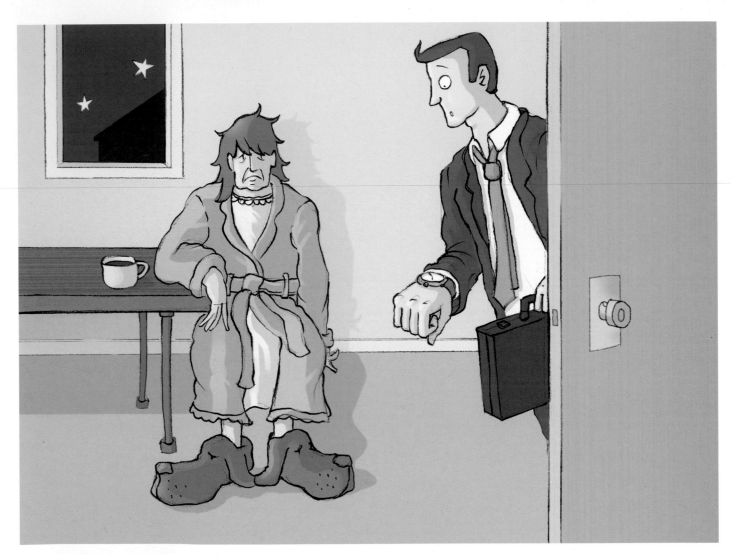

他們可能怎麼樣也提不起勁。

外觀和衛生習慣上的疏忽，甚至忘東忘西，都是常見的狀況。

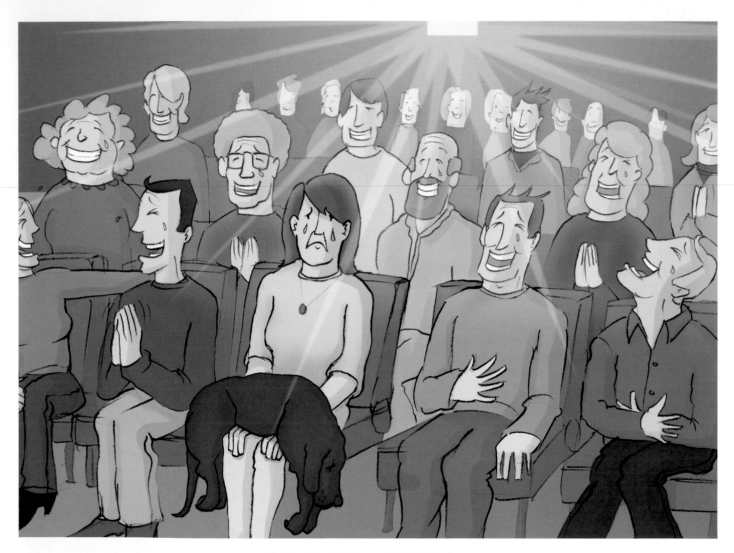

他們不像以往般容易展露笑容。

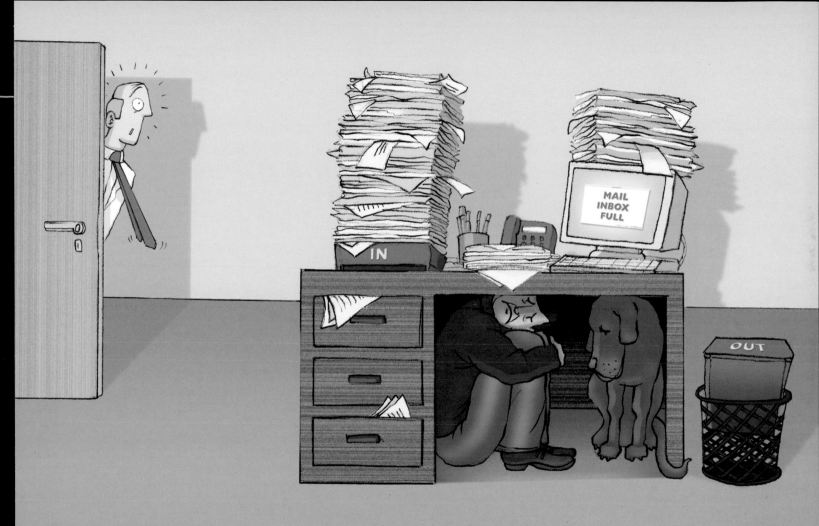

工作上，他們可能錯過期限、為表現不佳找藉口，或更常因「身體不適」請病假。

他們可能漸漸地不再參加社交活動，或其他一般而言人們很享受的活動。

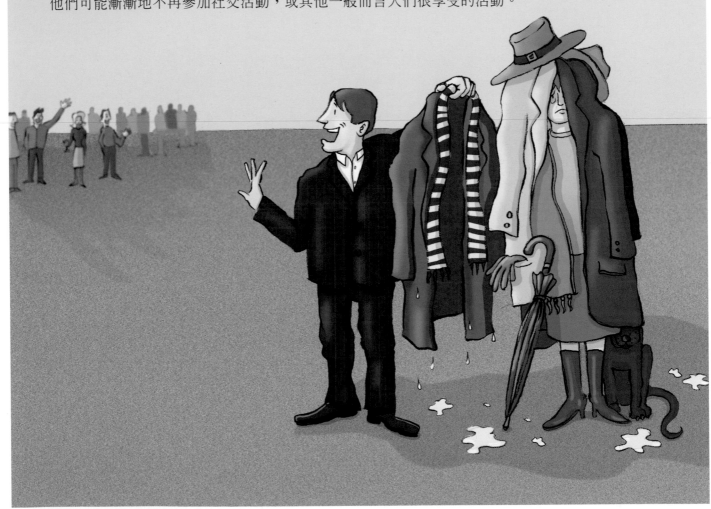

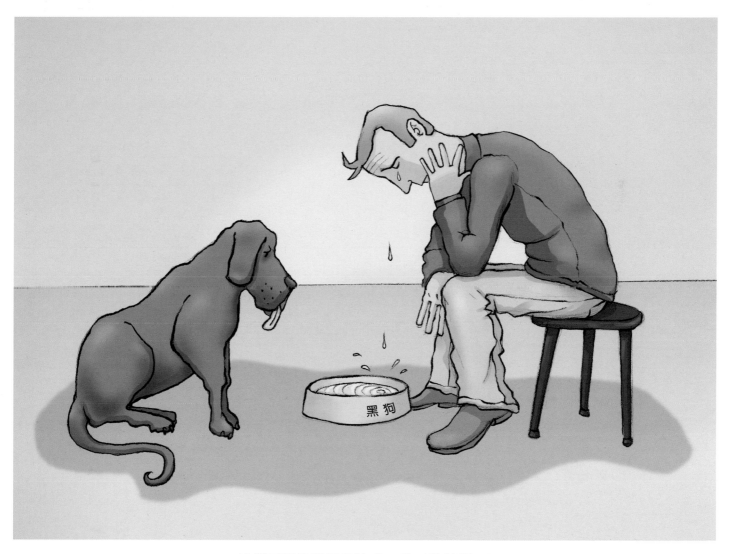

他們可能變得極其敏感，動不動就哭。

儘管很累，他們可能還是無法放鬆或平靜下來。

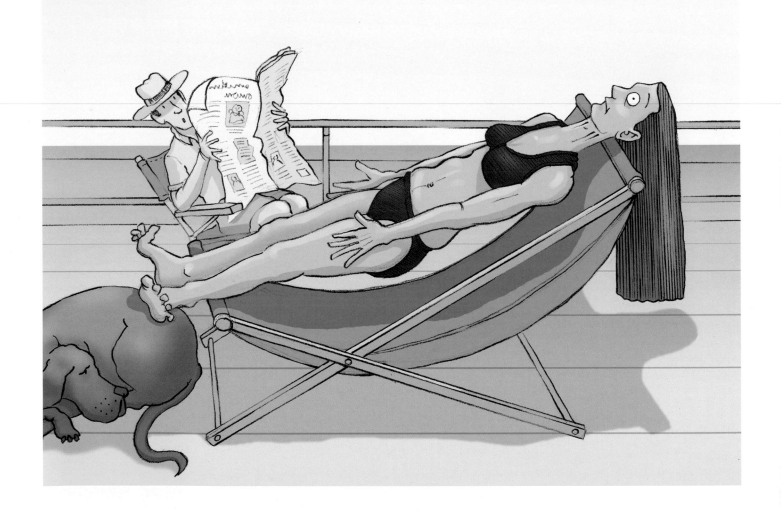

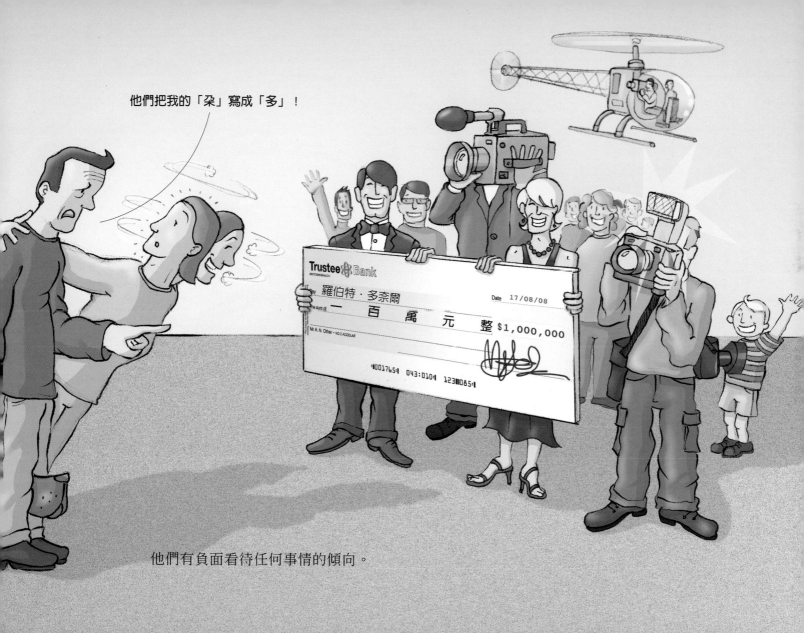

他們把我的「朵」寫成「多」！

他們有負面看待任何事情的傾向。

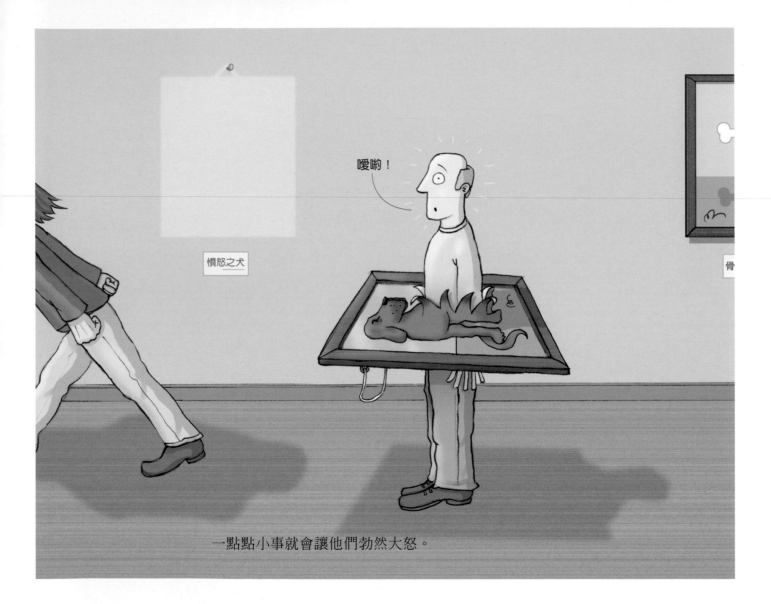

一點點小事就會讓他們勃然大怒。

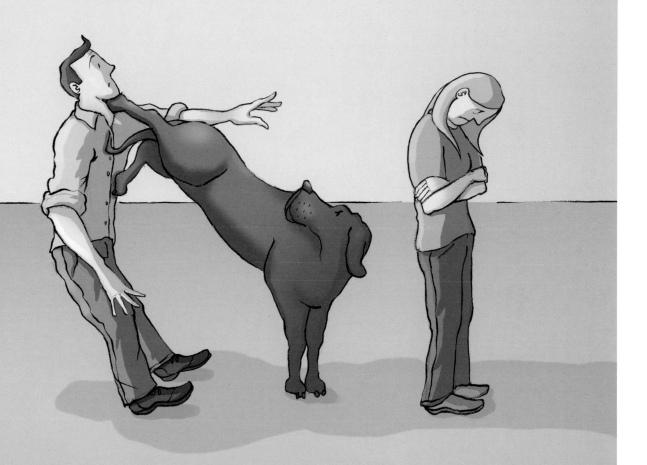

他們可能會成為愛、情感和親密的絕緣體。

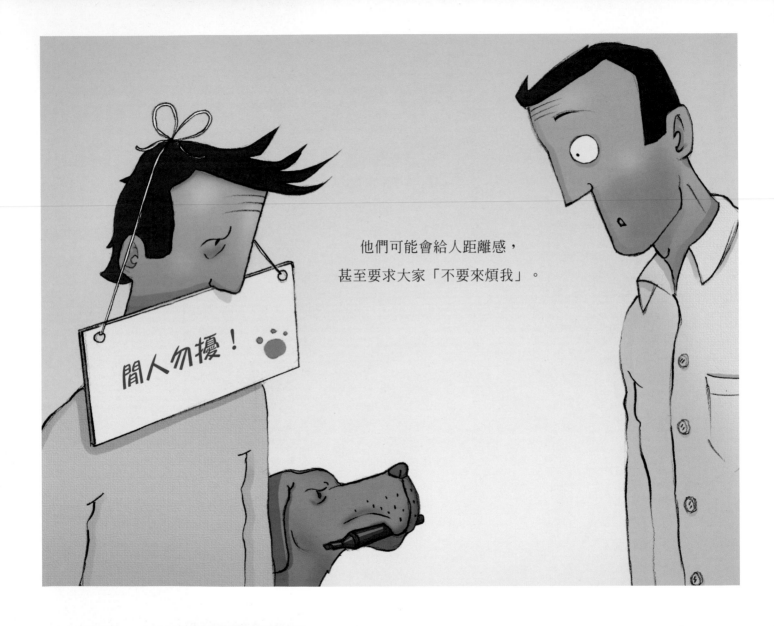

他們可能會給人距離感，
甚至要求大家「不要來煩我」。

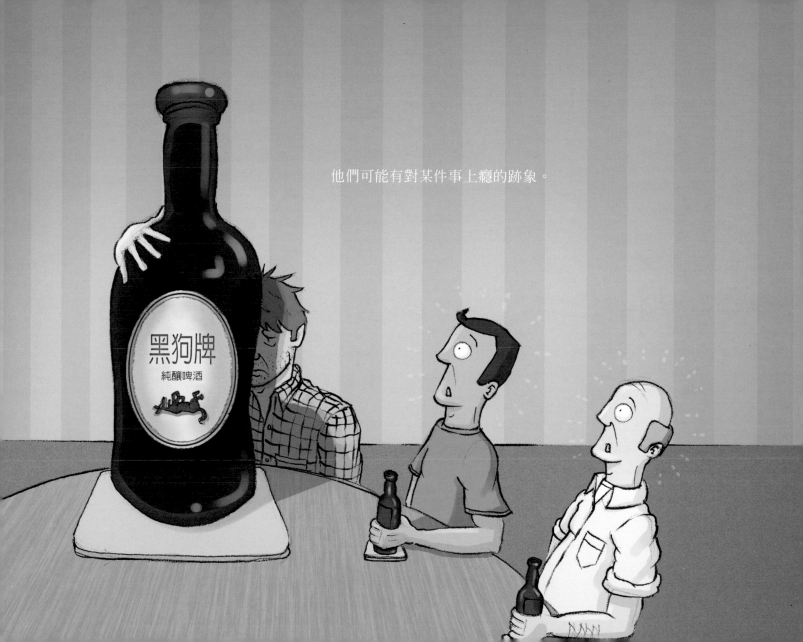

他們可能有對某件事上癮的跡象。

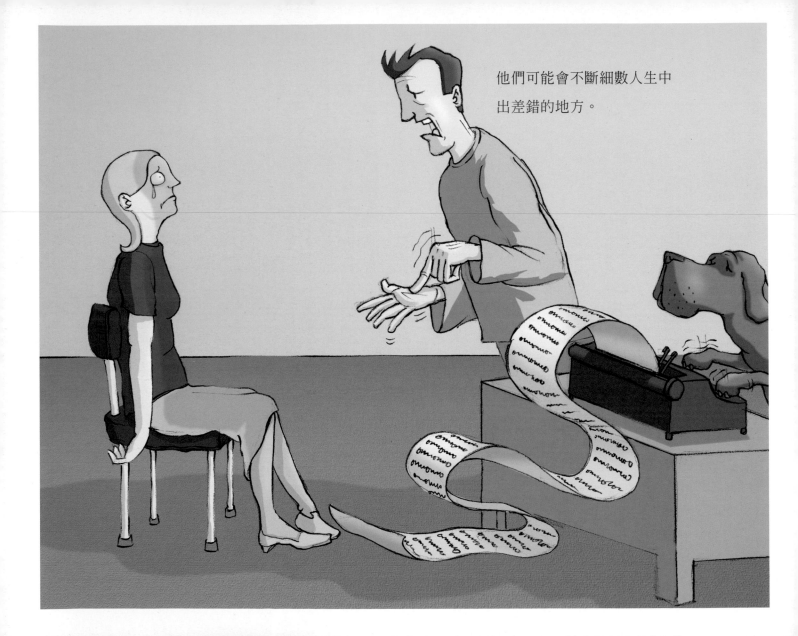

他們可能會不斷細數人生中
出差錯的地方。

然後，他們的腦海中會冒出種種
自認能解決一切問題的計畫。

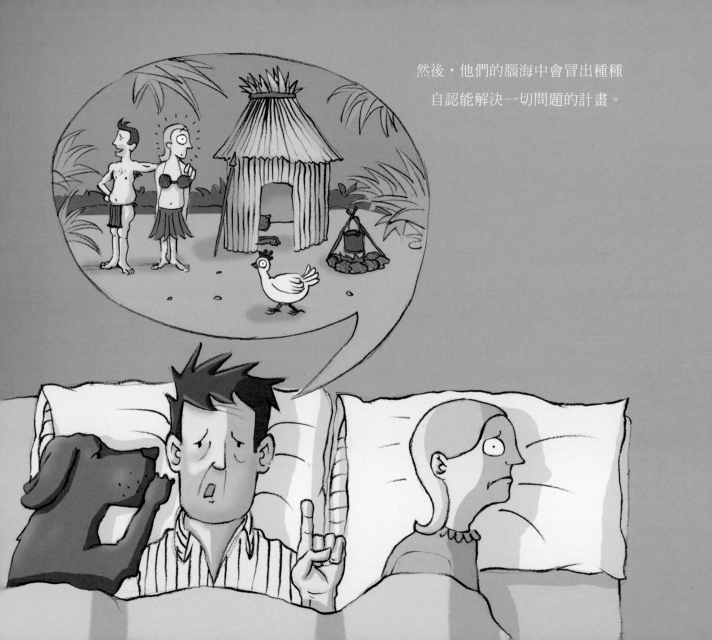

他們可能會暗示不想再活下去了。

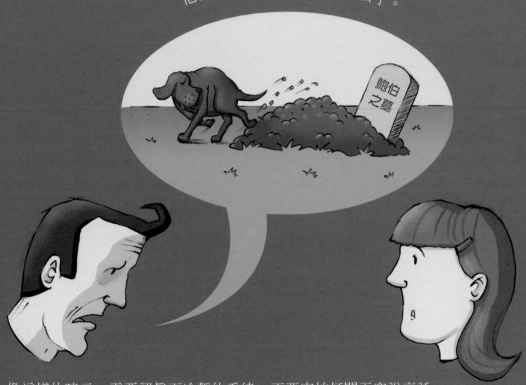

像這樣的暗示，需要認真而冷靜的看待。不要害怕打開天窗說亮話，
請他們把想法說清楚。如果你很擔心，不妨聯絡醫生或打給生命線。

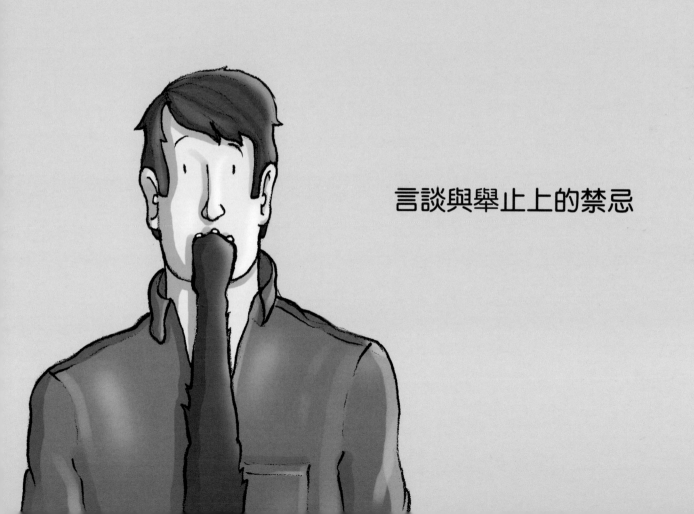

言談與舉止上的禁忌

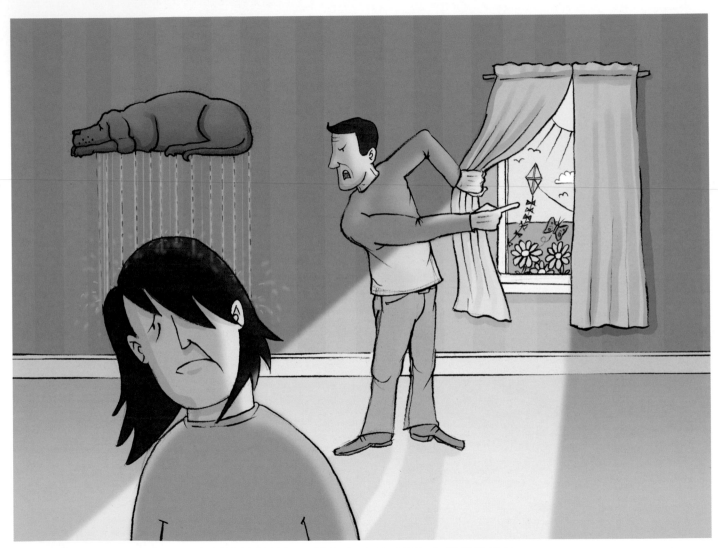

強調世界很美好，是令人反感而且沒有意義的做法。

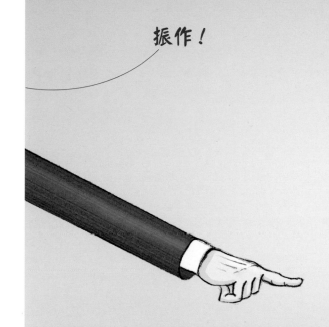

振作！

英文有句話說：「萬一被擊倒，就算硬拉襪子也要把自己拉起來！」
但襪子和心理健康沒什麼關係。
如果能夠就這樣振作起來，沒人會選擇憂鬱下去。

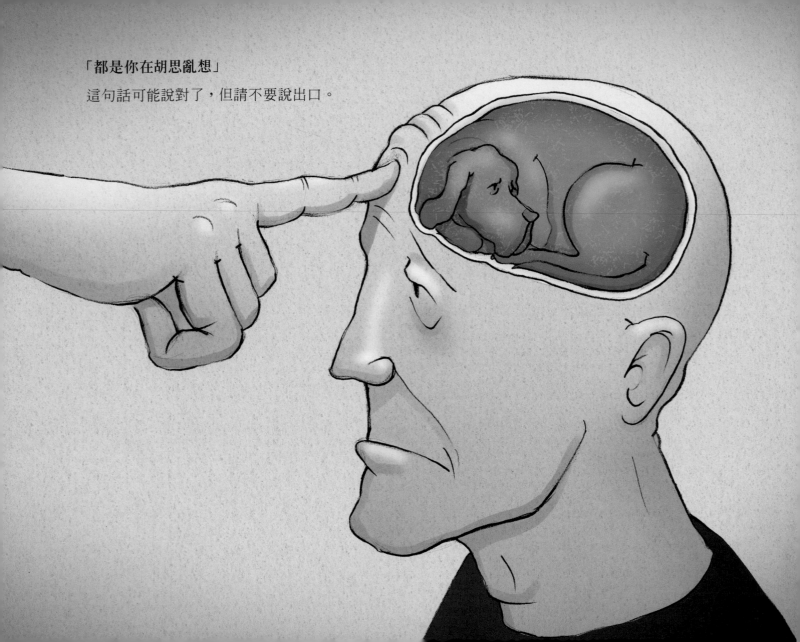

「都是你在胡思亂想」

這句話可能說對了，但請不要說出口。

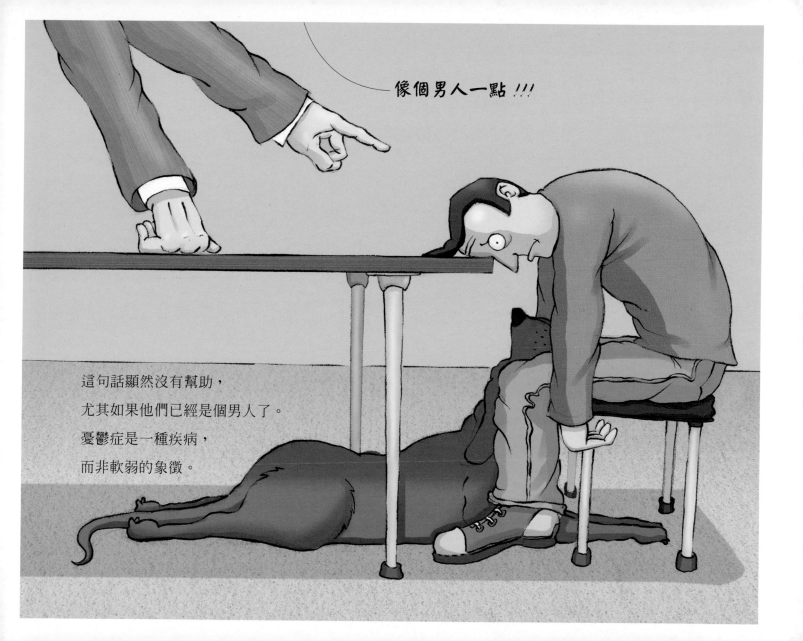

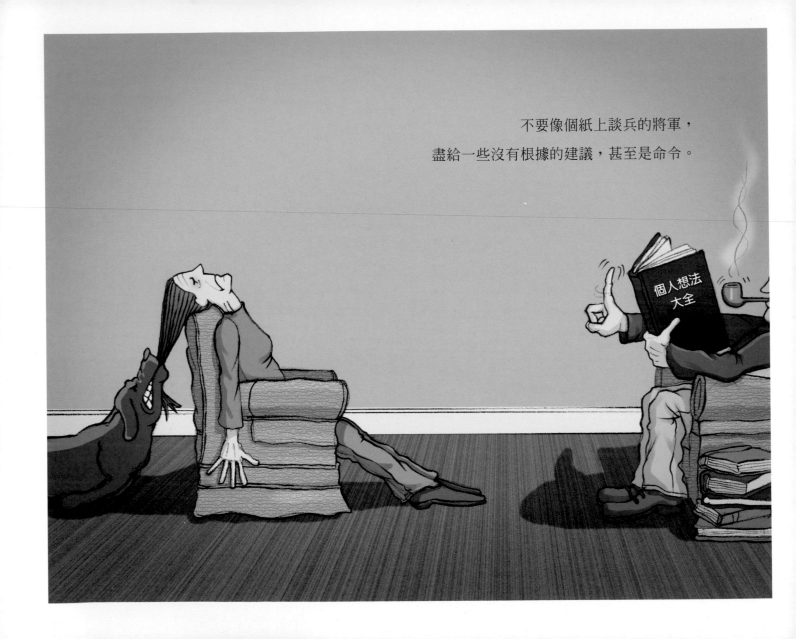

不要像個紙上談兵的將軍，
盡給一些沒有根據的建議，甚至是命令。

體貼和善意永遠不會錯，但不要試著鼓舞他們的情緒，
這往往只會讓他們感覺更糟。

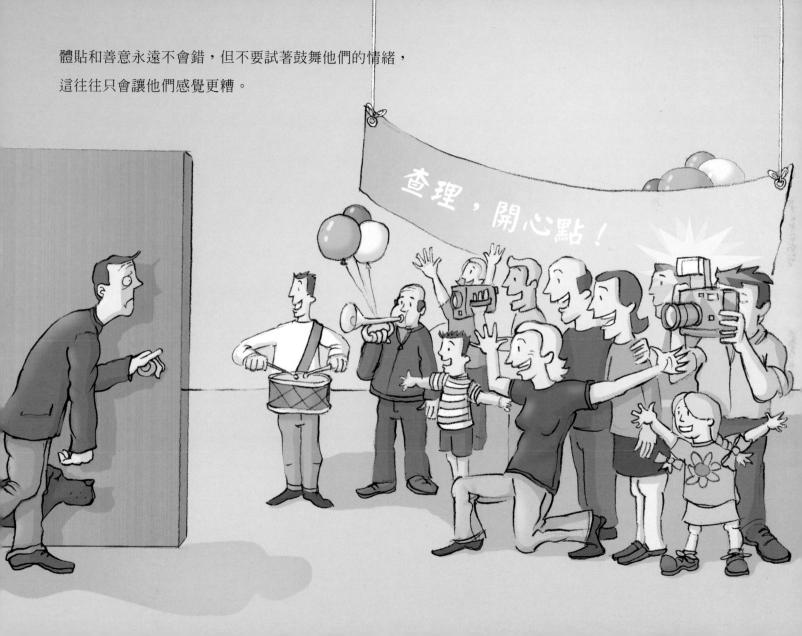

不要對他們說他們「只是想引人注意」，
這句話很惡毒也很傷人。

他們不是想引人注意，但可能真的需要關心。

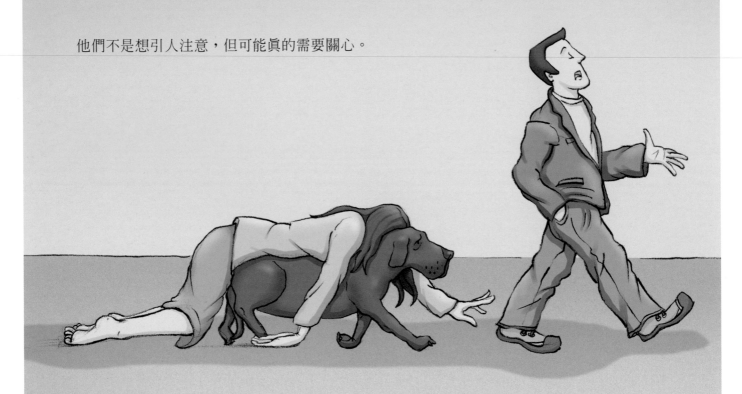

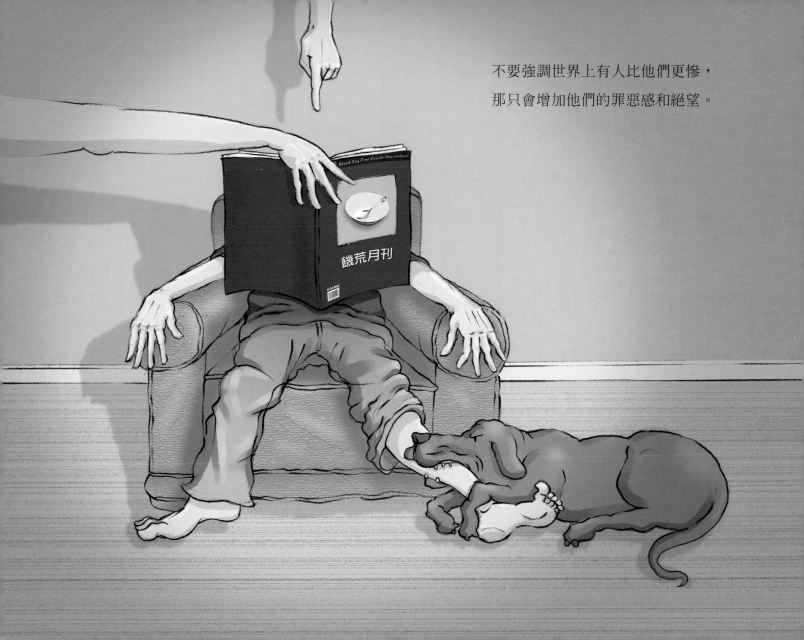

不要強調世界上有人比他們更慘，
那只會增加他們的罪惡感和絕望。

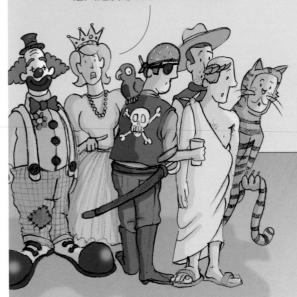

他只是沒穿到蜘蛛人那套服裝。

不要逼他們做不想做的事，
然後又為他們的行為找藉口。
這只會憑添絕望感，
並且讓他們更加抗拒。

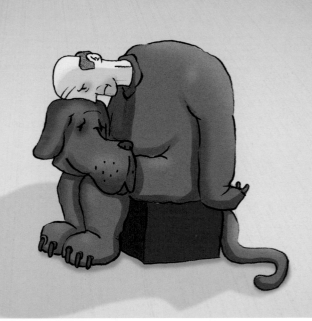

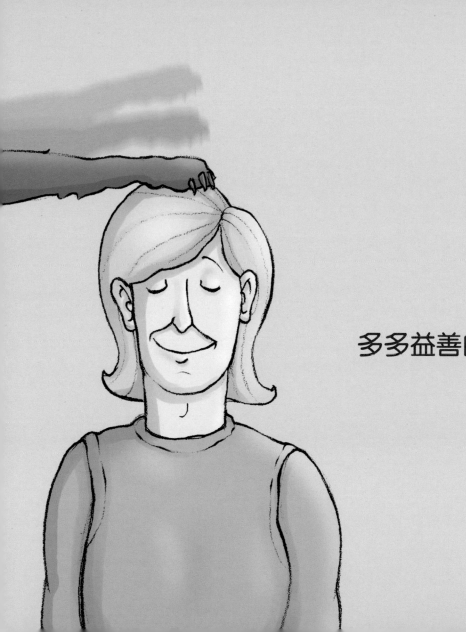

多多益善的好話與好事

提到憂鬱症的話題時，請細心謹慎一些。

很多人並不習慣談論自己的心理健康問題。

跨越那條界線正代表著你在乎。

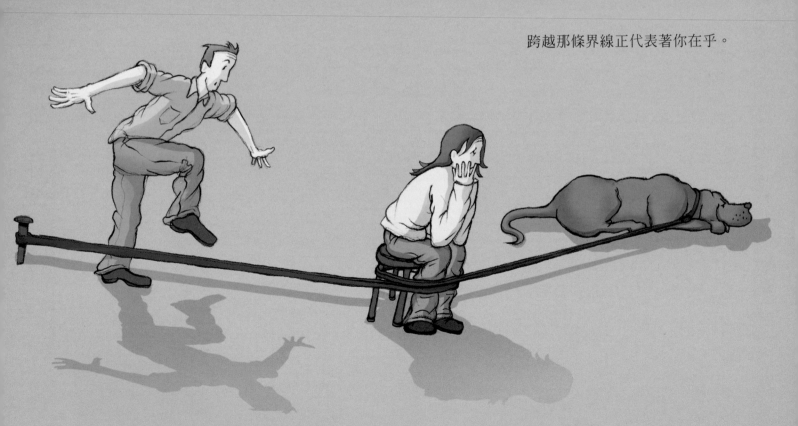

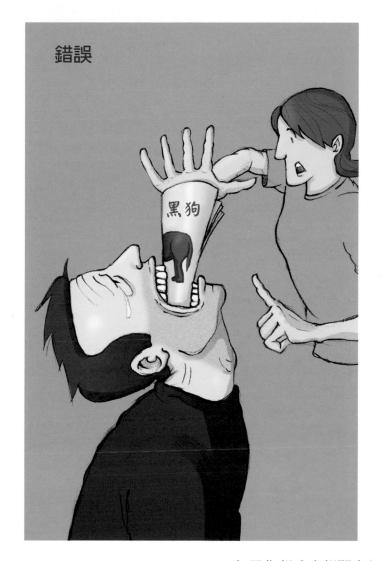

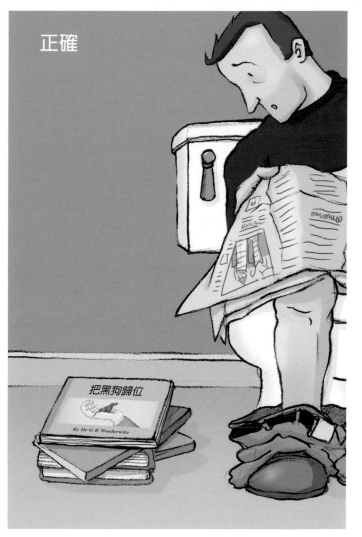

如果你想分享相關資訊，做法上要有技巧。

試著不要多說，只需洗耳恭聽。

不懷有任何意見或評論地陪在一旁，是你能給予的最好禮物之一。

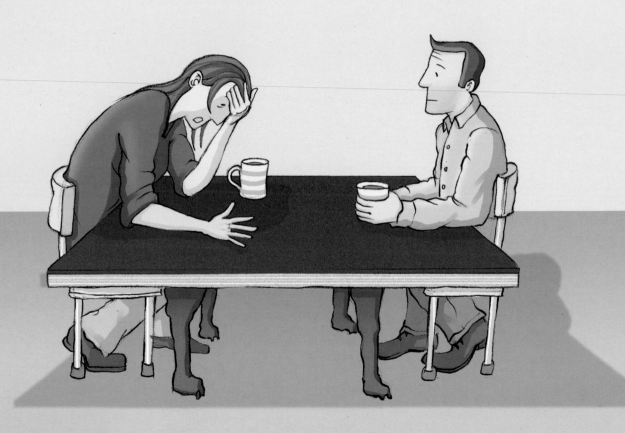

如果能夠接受，鼓勵他們尋求專業的意見。

這表示可以協助找一位好醫生、幫忙預約看診，

甚至是陪同前往，可能將大為有益。

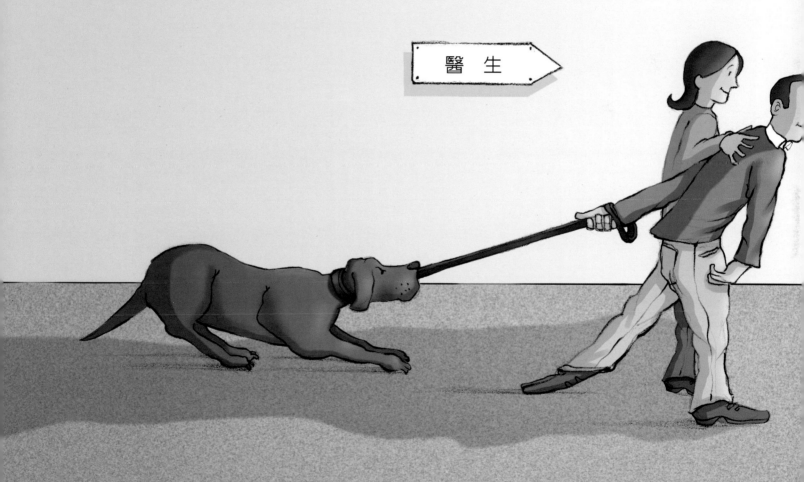

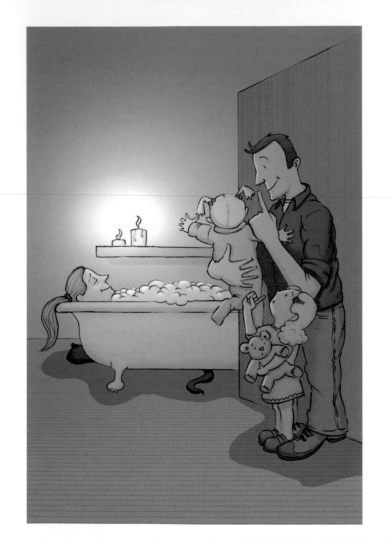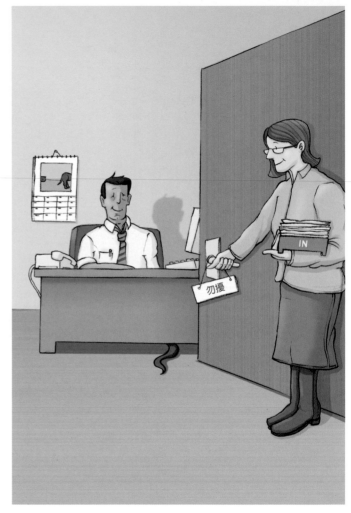

有些事不妨試著幫忙代勞，但切勿代為處理每一件事。

一定程度地做好份內之事，對自尊和自重是不可或缺的。

任何形式的規律運動都值得鼓勵，
身體的強健能削弱黑狗的力量。

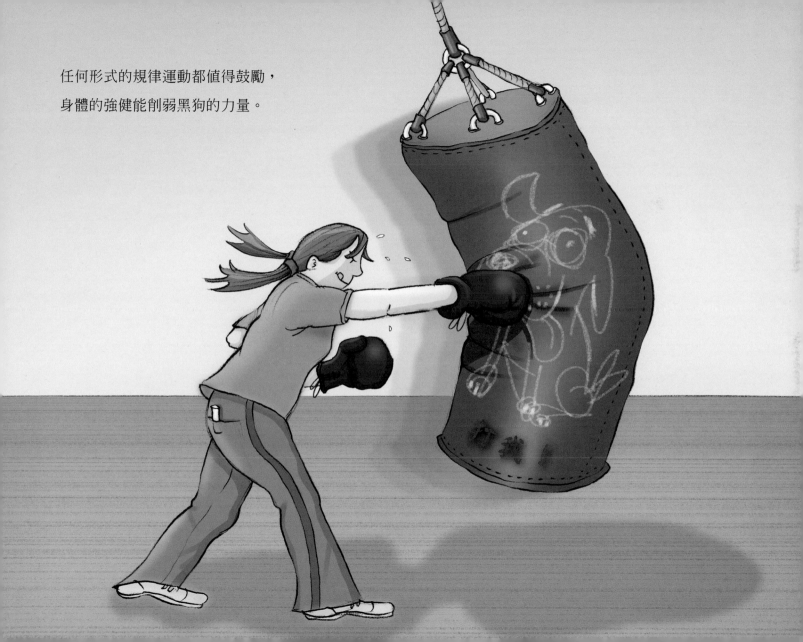

如果你真的很為某個人擔心，不妨邀集一群好友或家人，每天和他聯絡一下。

你們可以拉他一把、找他喝杯咖啡、或單純只是打個招呼。

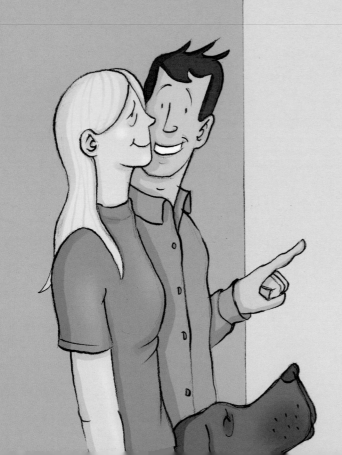

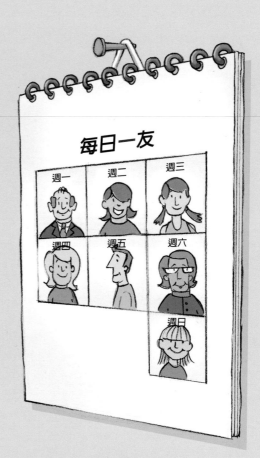

幫助他們發展出在家務上和工作上，讓生活單純化的辦法。

壓力是憂鬱症最強效的催化劑之一。**壓力越小，黑狗越弱。**

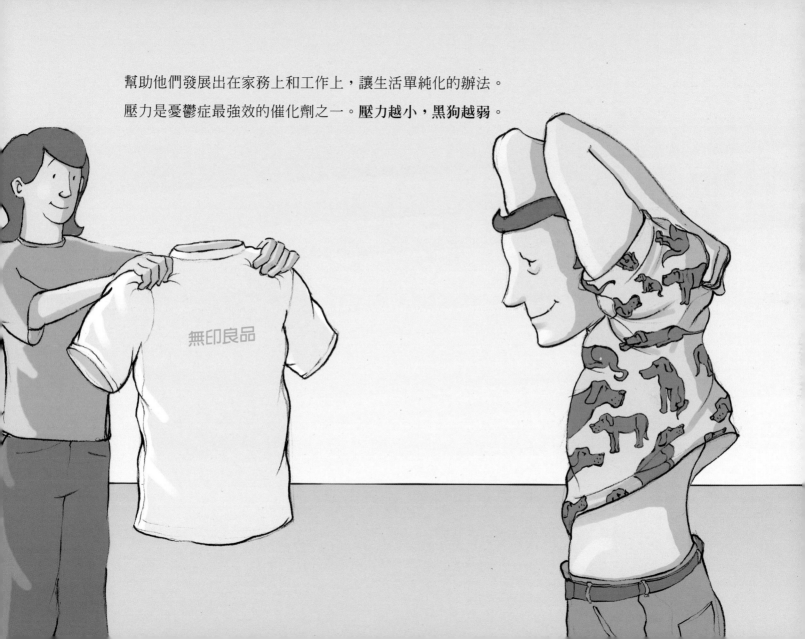

幫他們做一個「趕走黑狗」藏寶盒，
鼓勵他們把最愛的照片、信件、或任何能讓他們想起人生之美的東西，裝進盒子裡。

在盒子裡放一本「白狗日誌」，
他們可以藉此觀察自己的進度、記錄欣賞的事物、設定能夠達成的目標。

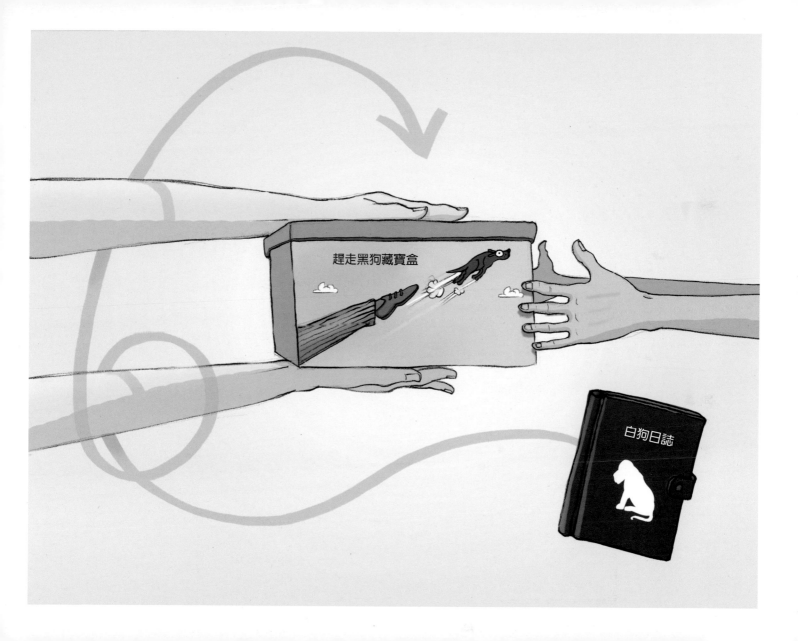

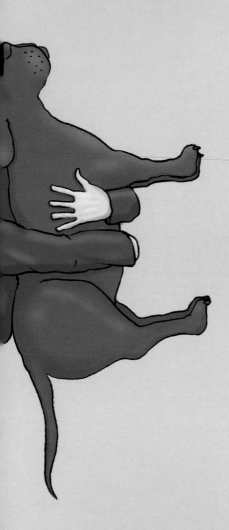

擁 抱 黑 狗

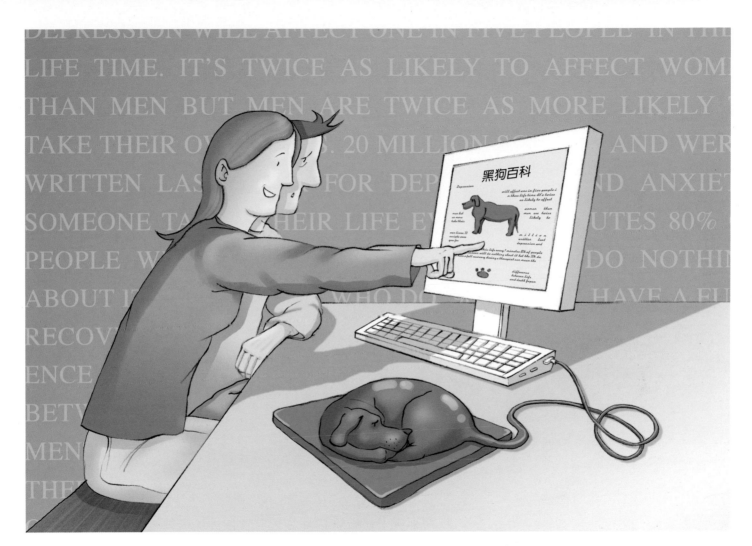

一起學習憂鬱症有哪些症狀；

知識就是力量，認同即是強效良藥。

組成聯合陣線聯盟，
一同駕馭、接受、規範黑狗。

駕馭：透過對生活模式和壓力指數的掌握來駕馭症狀。

　　　越能駕馭症狀，就越能駕馭黑狗。

接受：接受憂鬱症是一種疾病的事實，而且就像多數疾病，憂鬱症也是可以治癒的。

　　　若能得到幫助就要接受。

規範：乖乖去看醫生，如有必要就服藥，清楚表達、善加溝通，規律運動、充分休

　　　息，同時也好好吃東西。每一天都要藉由規範自己去規範黑狗。

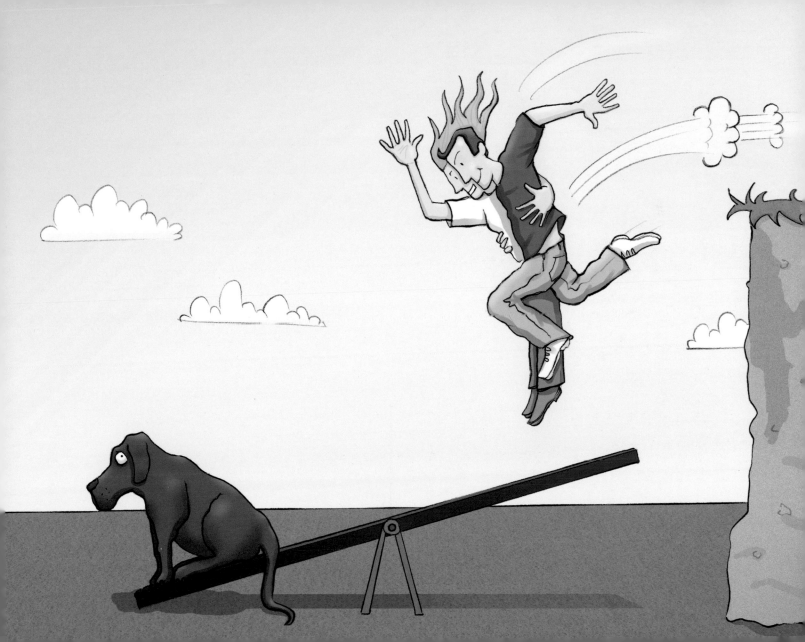

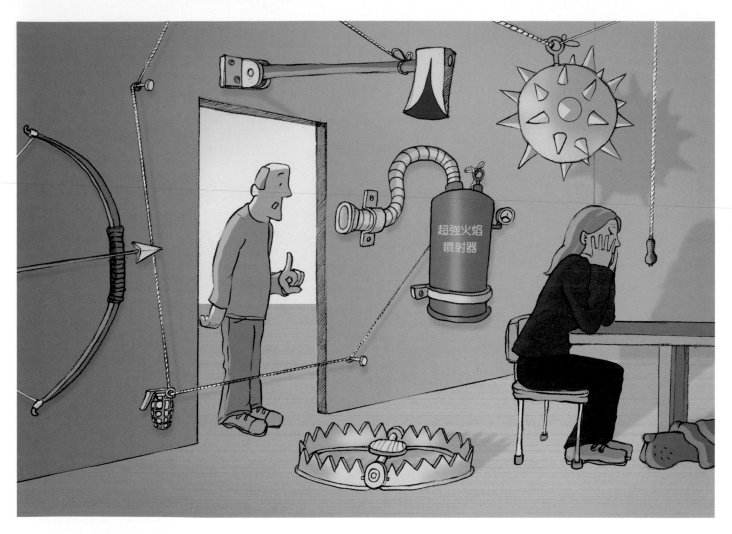

一起試著了解造成憂鬱的肇因，以及早期症狀。同時也要知道何時該給彼此一點空間。

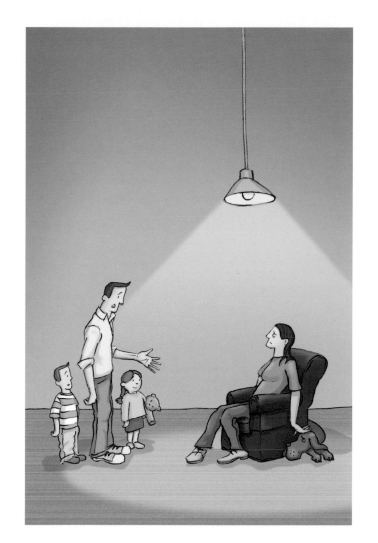

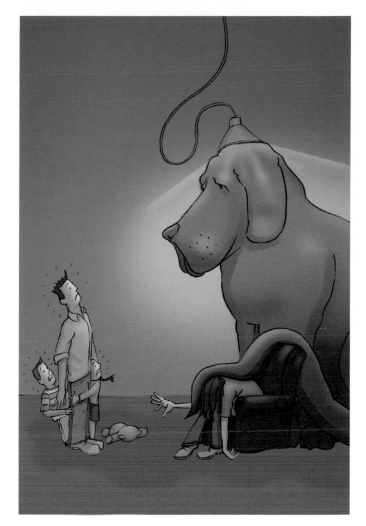

抱持認同的態度，採取行動以擺脫黑狗。

忽視黑狗可能會演變成一大問題。

如果孩子夠大，告訴他們發生了什麼事。

他們需要知道黑狗不會永遠都在。

孩子往往會覺得這是自己的錯，

要向他們解釋、讓他們放心。

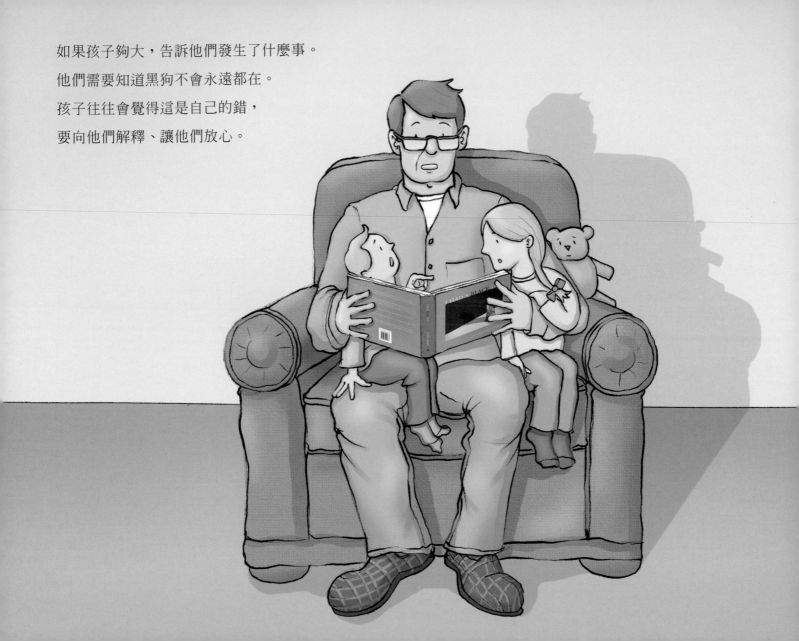

身為照顧者，同理心和了解力至關重要；

但是要知道，單單靠你，是沒有力量拯救心愛的人的。

往往還需要專業協助。

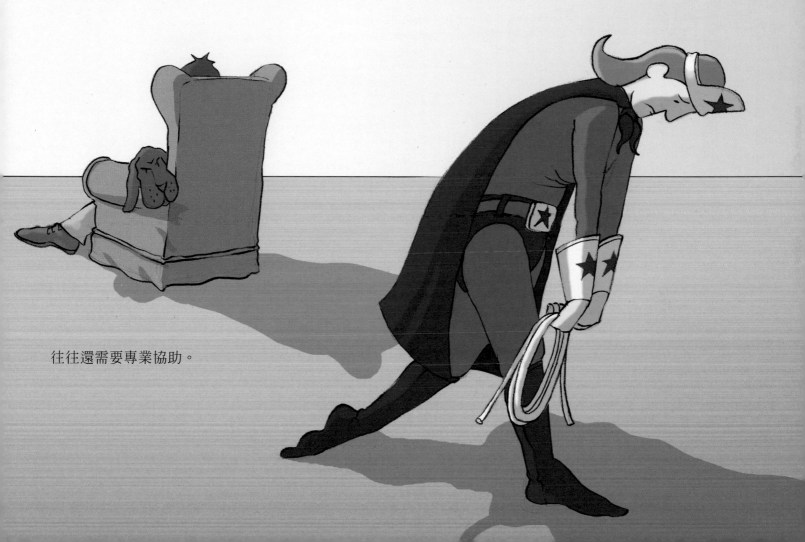

費用是尋求專業協助的一大障礙。

協助他們了解若不尋求協助，代價恐怕更高。

他們可能會賠上婚姻、友情、工作，甚至是整個人生。

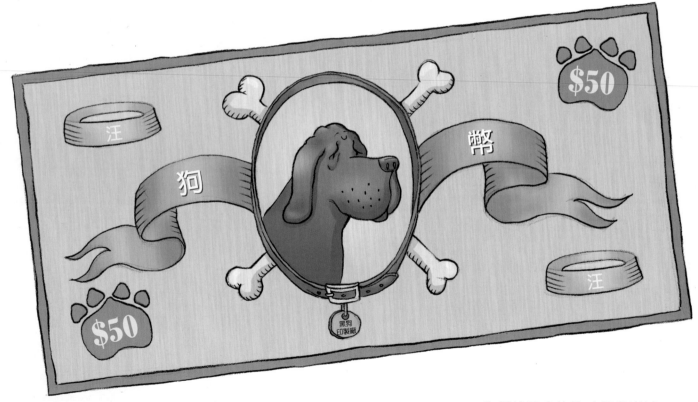

你們能尋求的協助相當廣泛，

不妨看看本書最後所附的網路資源，當作是一個起點。

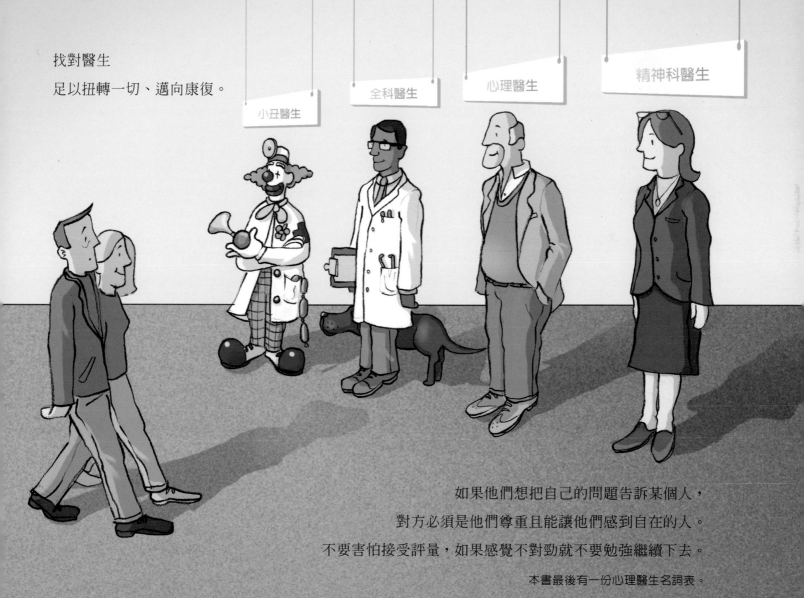

找對醫生
足以扭轉一切、邁向康復。

小丑醫生

全科醫生

心理醫生

精神科醫生

如果他們想把自己的問題告訴某個人，
對方必須是他們尊重且能讓他們感到自在的人。
不要害怕接受評量，如果感覺不對勁就不要勉強繼續下去。

本書最後有一份心理醫生名詞表。

憂鬱症可能是大腦化學作用失衡所致，所以有時需服用化學藥物來矯治。

對某些人來說，抗憂鬱藥物是不可或缺的，但並非每個人都如此。

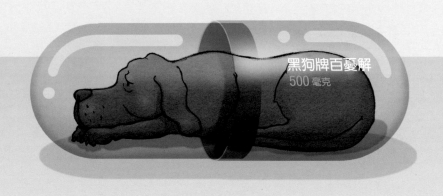

也有各式各樣的自然療法，有助於舒緩症狀。

多做研究、充實知識、多諮詢醫生。

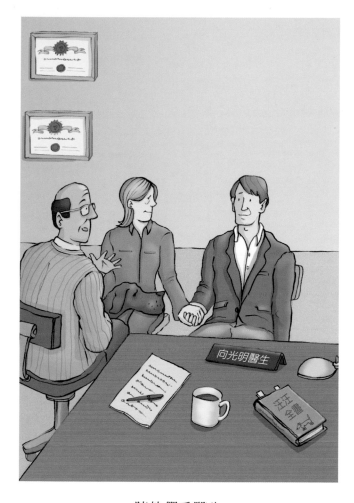

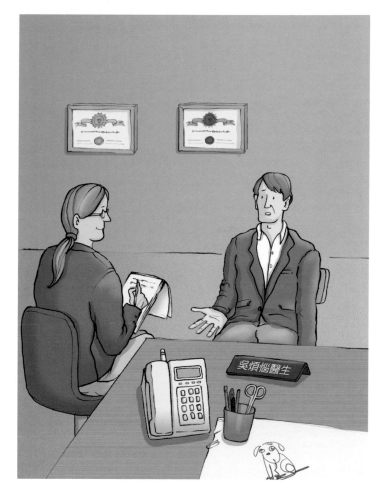

陪他們看醫生

可幫助你了解他們正經歷什麼狀況，

也能讓你更清楚這段期間該如何調整你們的關係。

感到倦怠並不奇怪，找你的醫生聊聊可能有助益。

如果你需要一個安全的避風港，就跟醫生分享你的故事，

以及更重要的，尋求精神支柱。

反黑狗陣線結盟同意書

一、 謹承認有隻黑狗橫梗在甲、乙雙方之間，事情可能必須暫時作些改變。

二、 謹同意除非乙方願意全心全意幫助自己，否則沒人能幫助他。

三、 謹同意這段期間平和而尊重地對待彼此。

四、 謹同意發脾氣的行為不但沒有必要，甚至不應容忍。

五、 謹同意定時向對方「報到」。

六、 謹同意誠實而開放地進行溝通。

七、 謹同意採取醫師指示的行動，並定期檢討進度。

八、 謹同意接受支援計畫（如本書最後所附）。

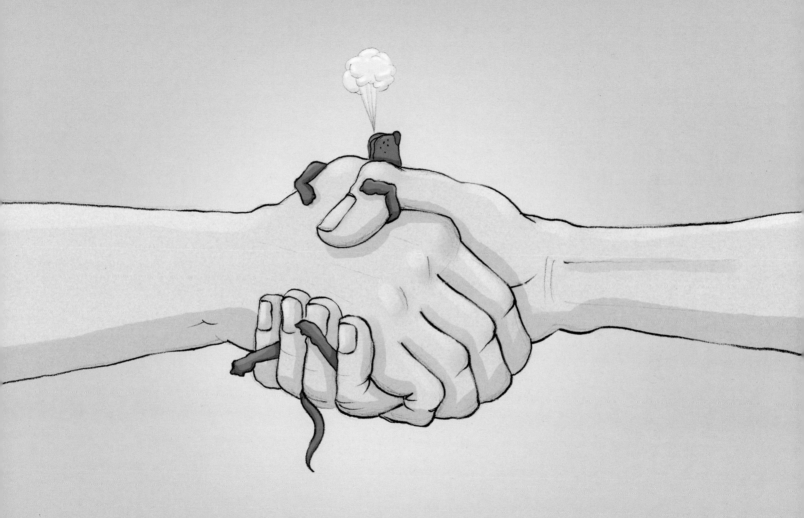

甲方簽名... 乙方簽名...

照顧者自我防護措施

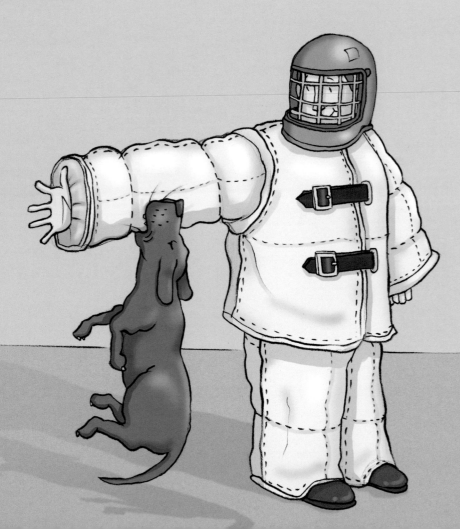

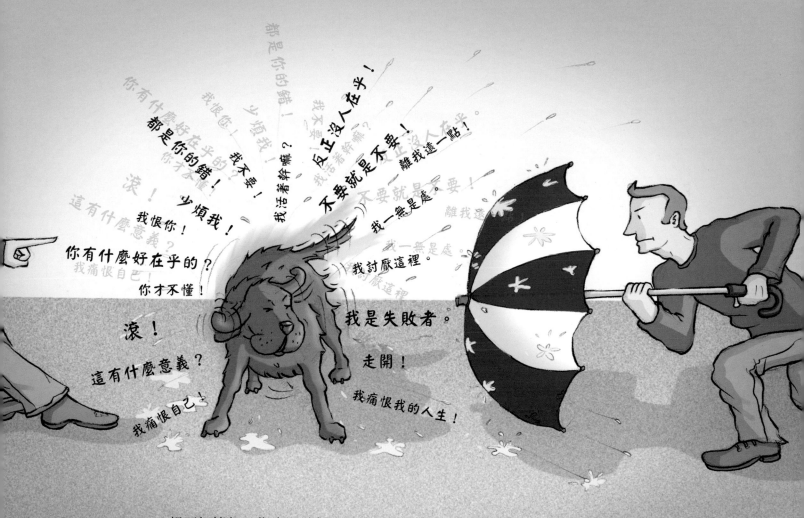

想不把憤怒、指責、消極和冷漠放在心上，恐怕很困難。千萬別中計！
要知道朝你狂吠的是黑狗，而不是你關心的那個人。

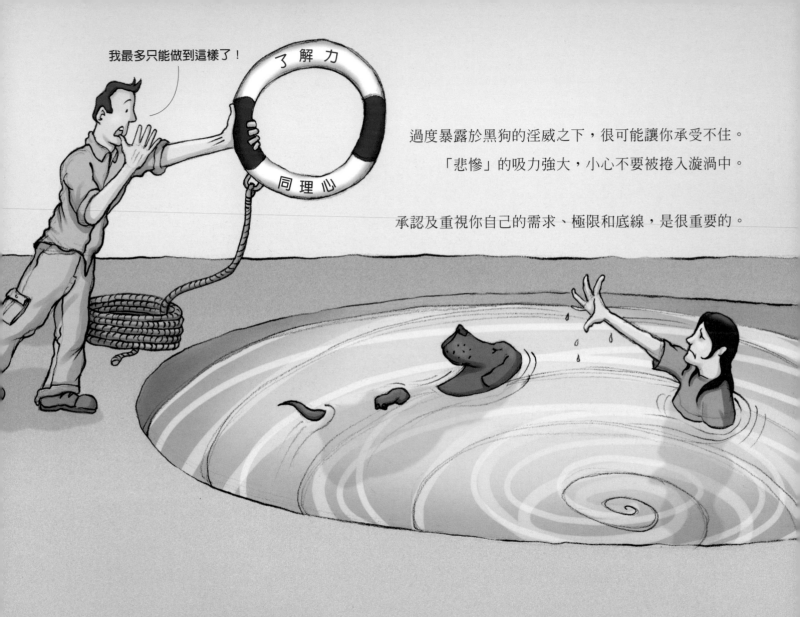

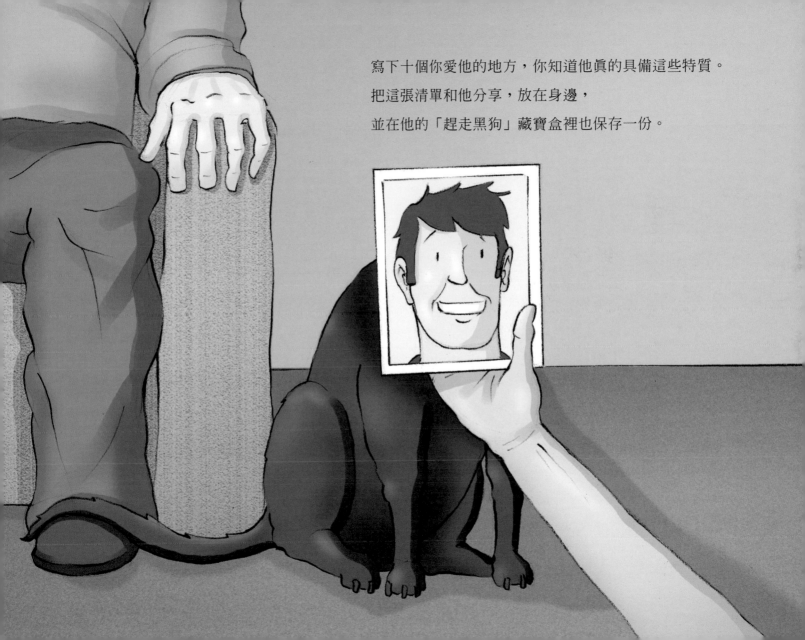

寫下十個你愛他的地方，你知道他眞的具備這些特質。
把這張清單和他分享，放在身邊，
並在他的「趕走黑狗」藏寶盒裡也保存一份。

當你能冷靜地專注於當下時，

便能較妥善地處理困境。

瑜伽和冥想是讓自己鎮定下來、控制住情緒的利器

（這同樣適用於患者身上，

所以不妨試著鼓勵他們加入你的行列）。

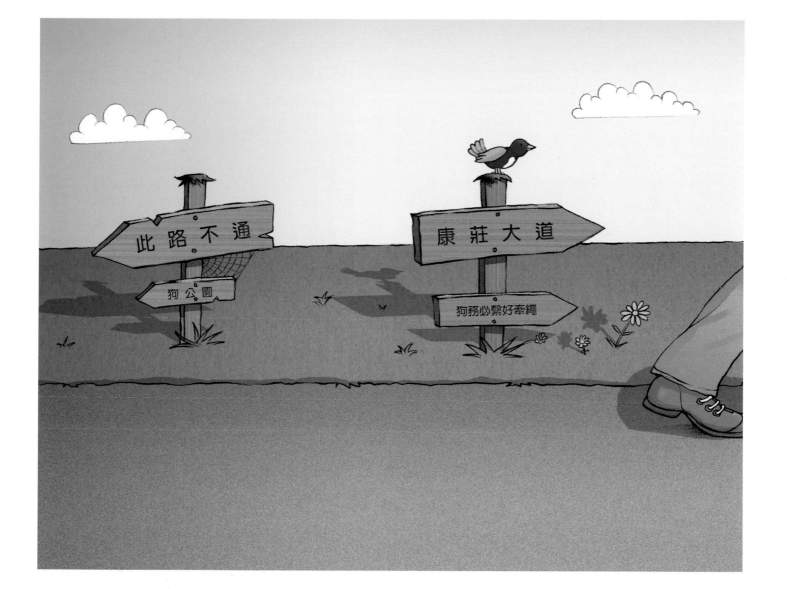

心有黑狗組

家有黑狗組

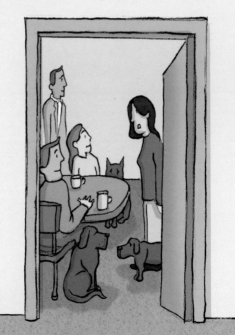

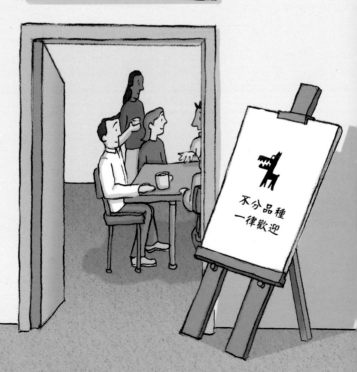

不分品種
一律歡迎

參加互助團體。

和一群了解你、能與你分享故事的人共處一室,是一種無可比擬的經驗。

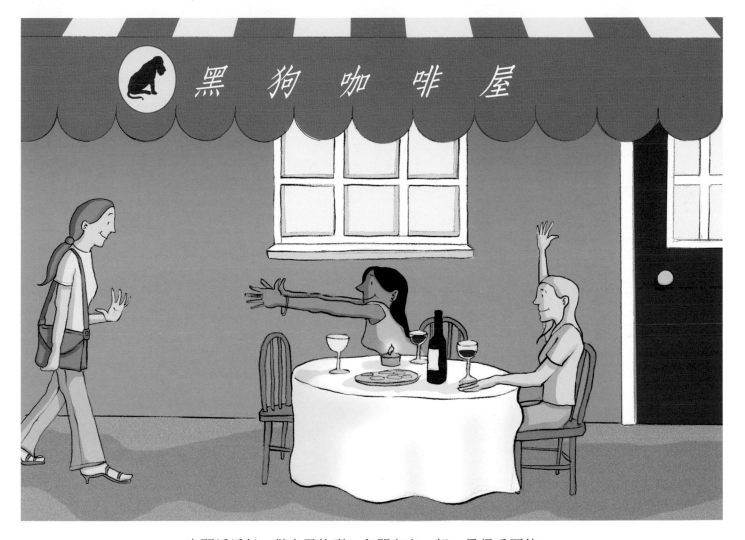

出門透透氣、做自己的事、和朋友在一起，是很重要的。

朋友或許無法解決你的問題，但卻能提供不可思議的安慰、支持和智慧。

這趟旅程中，最重要的事情之一，

就是不斷提醒彼此……

會過去的。會過去的。會過去的。會過去的。

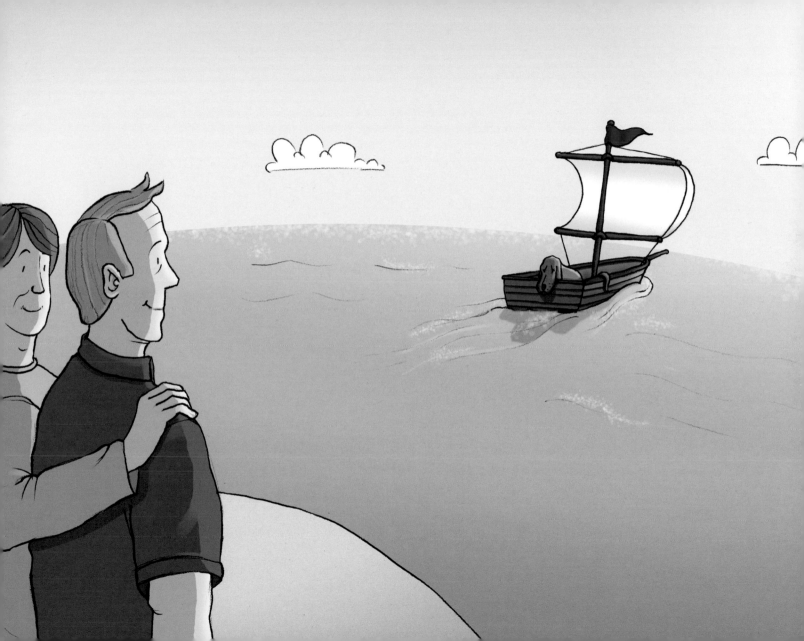

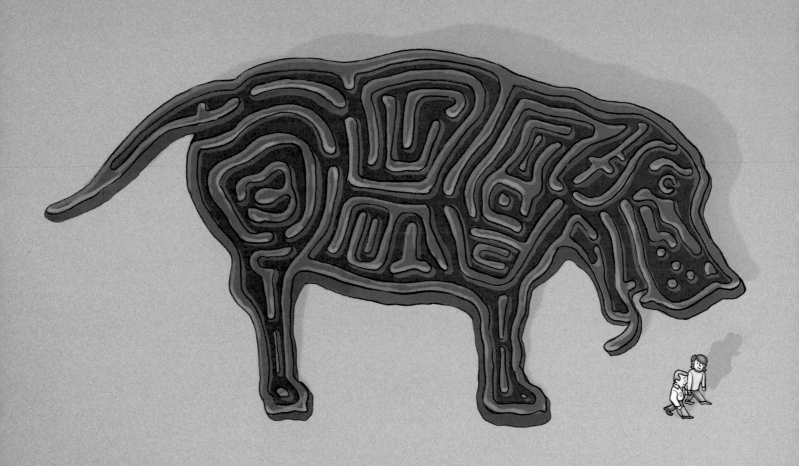

存在於任何人際關係中的黑狗，都可能很具威脅性、很嚇人，也很令人挫折。

但若能一起迎戰，你們的感情將會更深刻、更豐富、更美好。

倘若人生是一段顛簸陡峭的上坡路，想像一下從山頂望出去的風景。

——軼名

支援計畫

這是一份同意書的範例，作用是當成一張安全網，讓你們知道當情況變得棘手時，照顧者和患者應該怎麼做。

一、當情況變得棘手時，患者應同意打開天窗說亮話，而不要拖到最後一分鐘。

二、從一（感覺良好）到十（糟糕透頂），擬定一個簡單的評量標準來描述情況有多糟。

三、打電話給信任的朋友或家人，尋求他們的幫助與支持。

四、跟醫生說好在需要時可以打電話過去。

五、最後一步退路是，如果實在必須去醫院，要知道應該打電話給誰、和誰聯絡。要知道如果獲准入院，應該去哪裡、會發生什麼事。

心理醫生名詞表

全科醫生：

又叫作家庭醫生，往往是患者第一個求助的對象。可以將患者介紹給專門的醫生，包括精神科醫生和心理醫生。

精神科醫生：

負責診斷與治療精神官能症的專門醫生，使用的方法包括心理諮商和／或藥物。

心理醫生：

人類行為和發展的專家，幫助人們找到在情緒上和精神上可以運作得更好的方法。治療法主要是以行為矯正為基礎，不使用藥物。

社工：

與個人、家庭、團體、組織和社區合作，因應社會壓力，給予社會支持。

諮商師：

受過專業訓練，傾聽、協助人們解開心結，提供一般性的建議與解決問題的策略。

其他援助資源

一、**醫生**：全科醫生是你的第一個避風港（如果費用是個問題，問問你的醫生如何取得免費或價格可依個人情況調整的協助）。

二、**組織**：台灣憂鬱症防治協會、張老師、生命線、董氏基金會心理衛生中心、台灣心靈家園關懷協會等組織（只簡單舉幾個例子），都能提供大量且優質的資訊。

三、**藥局**：能就近提供資訊。

四、**自然療法**：有許多優良的、自然的、另類的治療技術和方法，但相對於較正統的療法而言，這需要做很多功課以便深入了解。

五、**社區服務中心**：往往會提供資訊和諮商服務。

六、**教會**：往往都有互助團體、諮商師、或受過社會福利訓練的人員。

七、**大專院校**：你可以到心理學系或精神病學系尋求專業而所費不高的協助。

八、**網路**：參考書末網路資源列表。

延伸閱讀

喬・卡巴金（Jon Kabat-Zinn）著 /《當下，繁花盛開》（Wherever You Go, There You Are: Mindfulness Meditation In Everyday Life）/ 2008 年 / 心靈工坊。

宮島賢也 著 /《讓憂鬱變微笑的 20 個好習慣：精神科醫師治好自己憂鬱症的快樂練習》（医者の私が薬を使わず「うつ」を消し去った 20 の習慣）/ 2014 年 / 大樹林出版社。

田中圭一 著 /《脫憂鬱 那些走出憂鬱隧道的人們教我的事》（うつヌケ うつトンネルを抜けた人たち）/ 2017 年 / 台灣角川。

Helping Someone with Mental Illness by Rosalynn Carter with Susan K. Golant（Three Rivers Press, 1998）。

The Burden of Sympathy: How Families Cope with Mental Illness by David A. Karp，（Oxford University Press, 2002）。

Undoing Depression: What Therapy Doesn't Teach You and Medication Can't Give You by Richard O'Connor, PhD.（Berkley Trade, 1997）。

Dealing with Depression: A Commonsense Guide to Mood Disorders by Gordon Parker（Allen & Unwin, 2004）。

Depression Fallout: The Impact of Depression on Couples and What You Can Do to Preserve the Bond by Anne Sheffield（HarperCollins Publishers, 2003）。

Journeys with the Black Dog: Inspirational Stories of Bringing Depression to Heel by Tessa Wigney, Kerrie Eyers and Gordon Parker（Allen &Unwin, 2007）。

Breaking the Patterns of Depression by Michael D. Yapko, PhD（Dell Publishing Group,1998）。

網路資源

中華民國家庭照顧者關懷總會 http://www.familycare.org.tw

台灣憂鬱症防治協會 http://www.depression.org.tw

張老師全球資訊網 http://www.1980.org.tw

生命線協會 SOS 救命網 http://www.sos.org.tw

臺北市立聯合醫院松德院區 http://tpech.gov.taipei/mp109201/default.aspx

衛理協談中心 http://church.oursweb.net

台灣心理諮商資訊網 http://www.heart.net.tw

心靈園地 http://www.psychpark.org

社團法人中華忘憂草身心健康促進協會 http://www.facebook.com/promotehappiness

台灣狗醫生（寵物輔助治療）http://www.doctordog.org.tw

謝辭

首先，我們要謝謝在製作本書的過程中，所有支持我們的人。你們的故事、見解和坦誠，極具啓發性。謝謝我們美麗的女兒艾比（Abby）和露卡（Luca），總提醒著我們什麼才是眞正重要的，並且讓我們的「笑料」不虞匱乏。

給我們身邊美好的朋友和家人：謝謝你們的傾聽、鼓勵、愛與支持。

給葛登‧帕克教授（Professor Gordon Parker）和黑狗協會（Black Dog Institute）的同仁：謝謝你們無與倫比的支持、建議、友誼，也謝謝你們爲我們社會所做的美妙工作。

給泛‧麥克米倫出版社的艾力克斯‧克雷格（Alex Craig）：謝謝你相信並支持黑狗系列作品，我們相當珍惜你所付出的時間、心力和友誼。也謝謝泛‧麥克米倫的同仁，沒有你們就沒有這本書。

給我的經紀人皮帕‧梅森（Pippa Masson），以及柯爾提斯‧布朗經紀公司（Curtis Brown）的同仁：你們始終是一股難以置信的助力，還幫我們將作品推行至世界各地。

給馬修‧卡民（Matthew Cumming）：謝謝你的友誼，感謝你幫我架設了一個很棒的網站 www.ihadablackdog.com（已失效。作者個人網站：www.matthewjohnstone.com.au）

給歐遊通訊（Oil Communications）：謝謝你們一切的支持，感激你們讓我在創作本書時還保有一份工作。

給坦依卡‧哈特格（Tanyika Hartge）：謝謝你幫我解決繪圖軟體精巧的細節問題。

眾生系列　JP0051X

擁抱黑狗：如何照顧憂鬱症患者，同時不忘呵護自己〔暢銷紀念版〕

作　　　者／馬修‧約翰史東、安絲莉‧約翰史東
譯　　　著／祁怡瑋
責 任 編 輯／劉昱伶
業　　　務／顏宏紋

副 總 編 輯／張嘉芳
出　　　版／橡樹林文化
　　　　　　城邦文化事業股份有限公司
　　　　　　台北市民生東路二段 141 號 5 樓
　　　　　　電話：(02)25007696　傳眞：(02)25001951
發　　　行／英屬蓋曼群島家庭傳媒股份有限公司城邦分公司
　　　　　　台北市民生東路二段 141 號 2 樓
　　　　　　客服服務專線：(02)25007718；(02)25001991
　　　　　　24 小時傳眞專線：(02)25001990；(02)25001991
　　　　　　服務時間：週一至週五上午 09:30 ～ 12:00；下午 13:30 ～ 17:00
　　　　　　劃撥帳號：19863813；戶名：書虫股份有限公司
　　　　　　讀者服務信箱：service@readingclub.com.tw
　　　　　　城邦讀書花園網址：www.cite.com.tw
香港發行所／城邦（香港）出版集團有限公司
　　　　　　香港灣仔駱克道 193 號東超商業中心 1 樓
　　　　　　電話：(852)25086231　傳眞：(852)25789337
　　　　　　E-mail：hkcite@biznetvigator.com
馬新發行所／城邦（馬新）出版集團【Cite(M) Sdn.Bhd.(458372 U)】
　　　　　　41, Jalan Radin Anum,Bandar Baru Sri Petaling,
　　　　　　57000 Kuala Lumpur, Malaysia
　　　　　　電話：(603)90578822　傳眞：(603)90576622
　　　　　　E-mail：cite@cite.com.my

版面構成／歐陽碧智
封面完稿／Tommy
印　　刷／中原造像股份有限公司

初版一刷／2010 年 6 月
二版二刷／2021 年 7 月
ISBN／978-986-6409-19-6
定價／300 元

城邦讀書花園
www.cite.com.tw

版權所有‧翻印必究（Printed in Taiwan）
缺頁或破損請寄回更換

國家圖書館出版品預行編目資料

擁抱黑狗：如何照顧憂鬱症患者，同時不忘呵護自己〔暢銷紀念版〕／馬修‧約翰史東（Matthew Johnstone）、安絲莉‧約翰史東（Ainsley Johnstone）著．：祁怡瑋譯．–二版．一臺北市：橡樹林文化，城邦文化出版：家庭傳媒城邦分公司發行，2019.05
　　面；　公分．--（眾生系列；JP0051X）
譯自：Living With A Black Dog

ISBN 978-986-6409-19-6（平裝）

1. 憂鬱症　2. 通俗作品

415.985　　　　　　　　　　　　　　　99009124